Iris Schäfers

Case Management

Ein wichtiges Instrument im Krankenhaus

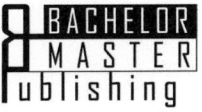

Schäfers, Iris: Case Management. Ein wichtiges Instrument im Krankenhaus, Hamburg, Bachelor + Master Publishing 2023
Originaltitel der Abschlussarbeit: Bewältigung der aktuellen Herausforderung im Entlassmanagement durch den Einsatz eines Case Manager

Buch-ISBN: 978-3-95993-124-3
PDF-eBook-ISBN: 978-3-95993-624-8
Druck/Herstellung: Bachelor + Master Publishing, Hamburg, 2023
Zugl. Universität Bielefeld, Bielefeld, Deutschland, Studienarbeit, Oktober 2019

Bibliografische Information der Deutschen Nationalbibliothek:
Die Deutsche Nationalbibliothek verzeichnet diese Publikation in der Deutschen Nationalbibliografie; detaillierte bibliografische Daten sind im Internet über http://dnb.d-nb.de abrufbar.

© Bachelor + Master Publishing, Imprint der Bedey & Thoms Media GmbH
Hermannstal 119k, 22119 Hamburg
http://www.bachelor-master-publishing.de, Hamburg 2023
Printed in Germany

Inhalt

Glossar

Angehörige	Ist die Bezugsperson des Nutzers
Assessmentinstrumente	Zur Informationssammlung, Einschätzung der Pflegebedürftigkeit, Selbstpflegekompetenz, kognitive Fähigkeiten und der Lebensqualität
Case Management	Fallbezogen- Einzelfallebene, Methodisches Konzept auf personeller Handlungsebene
Care Management	Systemebene, Care Management richtet sich an größere Population. Koordination der Versorgung z.B. in der Gemeinde
Chronische venöse Insuffizienz (CVI)	Unter CVI werden alle fortgeschrittenen Krankheitszustände zusammengefasst, die sich aus einer Störung des venösen Rückflusses an den unteren Extremitäten ergeben.
Exsudat	Entzündlicher bedingter Austritt aus den Gefäßen und Lymphgefäßen von eiweißreicher Flüssigkeit, Blut, Zellen, und Zellresten
Guide	Führen, Führer/leiten
Implementer	Umsetzer
Mazeration	Aufweichen oder Quellung von Gewebe und Haut durch permanente Feuchtigkeit.
Monofilament (Semmes-Weinstein)	Neurologisches Untersuchungsinstrument zur Überprüfung der Sensibilität an den Füßen bei Diabetes. Besteht aus einem kleinen Kunststofffaden.
Nutzer	Der Betroffene wird als Nutzer, Klient oder Kunde im Case Management bezeichnet.

Polyneuropathie (PNP)	Erkrankung der peripheren Nerven, durch Verzuckerung aufgrund lang anhaltender hoher Blutzuckerwerte. Die Sensibilität, Vibrations- und Temperatur- sowie Schmerzempfinden sind verzögert oder erloschen
pAVK = periphere Verschlußkrankheit	Veränderung der arteriellen peripheren Gefäße. Aufgrund von Ablagerungen kommt es zur Lumenverengung
Stimmgabel	Zur Überprüfung vom Vibrationsempfinden und Tiefensensibilität an den Füßen bei Diabetes
Synergieeffekt	Positiver Einfluss auf und durch die Zusammenarbeit
TipTerm	Zur Überprüfung des Temperaturempfinden an den Füßen und Unterschenkel bei Diabetes
Ulcus cruris venosum	Das Ulcus ist ein Substanzverlust, der bis in die Dermis der Haut reicht. Ursache sind Primäre/ Sekundäre Varikosis, Primäre Perforansinsuffizienz, Postthrombotisches Syndrom, Entzündliche Erkrankung

Einleitung

Ist Case Management ein sinnvolles Instrument im Entlassungsmanagement?

In den vergangenen Jahren wurden verschiedene Gesetze und Reformen ergriffen die zu einer Verbesserung der Patientenversorgung und Wirtschaftlichkeit im Gesundheitssystem führen sollten.

2003 wurde das DRG Fallpauschalsystem in den Krankenhäusern eingeführt, um die Kosten zu senken und die Vergütung leistungsorientierter zu gestalten. Durch die Einführung sind die Krankenhäuser bestrebt die Kosten pro Fall zu senken durch die Verkürzung der Verweildauer (Birkner/Matusiewicz, S. 57). Die daraus resultierenden Folgen sind, Desintegration und Diskontinuität in der Versorgung chronisch kranker, multimorbider und pflegebedürftiger Menschen. Dies führt zu einer Unter - Über und Fehlversorgung mit anschließendem Drehtüreffekt. (Birkner/Matusiewicz, S. 58)

2007 wurde das Versorgungsmanagement gesetzlich im SGB V §11 Abs. 4 (Sozialgesetzbuch Fünftes Buch) infolge des GKV-Wettbewerbsstärkungsgesetzt festgelegt. Eine Neuregelung erfolgte am 01.Oktober 2017, nun gelten bundesweit für alle Krankenhäuser die Rahmenvereinbarung zum Entlassmanagement durch das GKV-Versorgungsstärkungsgesetzt §39 Abs.1a. (GKV Spitzenverband 2018)

Seit 2009 hat der Versicherte einen Anspruch auf individuelle Pflegeberatung §7a SGB XI. Sogenannte Pflegestützpunkte §7c SGB XI wurden eingerichtet (Sozialgesetzbuch 11.Buch Soziale Pflegeversicherung S. 133, 136).

Bei all den gesetzlichen Regelungen wurde einiges nicht beachtet. Das Versorgungssystem ist für den Nutzer und den Angehörigen viel zu unübersichtlich und es vergeht viel wertvolle Zeit bis Nutzer oder der Angehörige an die richtigen Informationen gelangen. Nicht alle Nutzer und Angehörige verfügen über die notwendige Kompetenz sich im Versorgungsgefüge zu Recht zu finden. (Schaeffer/ Ewers 2006, S. 200)

Der demographische und epidemiologische Wandel ist mit einer der Gründe warum das Versorgungssystem nicht Schritt halten kann. Die Medizin ist immer noch kurativ ausgerichtet und kann Menschen mit ihren komplexen chronischen Erkrankungen nicht gerecht werden, weil dem immer noch zu wenig Beachtung geschenkt wird. Bei der Versorgung von chronisch kranken Menschen muss ein effektiver langfristiger Versorgungsplan gestaltet werden (Ewers 2019, S. 10). Ziel von Medizin und der poststationären Versorgung, muss die ganzheitliche

Behandlung unter Berücksichtigung der Lebenssituation psychischer, physischer und sozialer Faktoren sowie der Aktivierung notwendiger Ressourcen sein. Nur so ist eine adäquate Versorgung auch über einen längeren Zeitraum gewährleistet (Schaeffer/Ewers 2006, S. 198).

Eine nahtlose Weiterversorgung nach dem stationären Aufenthalt ist von großer Bedeutung. Die Voraussetzung ist ein gezieltes, vorausschauendes und rechtzeitig geplantes Entlassungsmanagement.

In dieser Hausarbeit möchte ich die Wichtigkeit des Case Management hervorheben und verdeutlichen wie wichtig dieses Instrument in der Versorgung von hilfsbedürftigen Menschen ist.

Es gibt verschiedene Definitionen zum Case Management, hier wurde die amerikanische Definition aufgeführt.

Das Kapitel 1. beginnt mit der Definition (deutsche Übersetzung) und geht dann auf das Case Management mit den Aufnahmekriterien des Case Management Programm ein. Desweiteren werden die Kernfunktionen und Aufgabenbereiche des Case Manager aufgeführt. Die Arbeitsschritte werden durch den Regelkreislauf des Case Management verdeutlicht. Im 2. Kapitel wird das Entlassmanagement mit seinen Anforderungen erläutert. Der Expertenstandart Entlassmanagement in der Pflege wurde herangezogen, die Aussage wurde als Zitat aufgeführt, weil hier deutlich Parallelen zum Case Management zu finden sind.

Das GKV Versorgungsstärkungsgesetz hat das Entlassmanagement neu reformiert. Auch hier findet man inhaltlich die strukturellen Anforderungen eines Case Management. Es fallen die Schlagwörter wie Qualifizierung, multidisziplinäres Team, sinngemäß Netzwerkaufbau, Beratung, Prozessmanagement in der Fall- und Systemebene. Inhaltlich werden indirekt die Phasen des Case Management beschrieben. In diesem Zusammenhang wird der Unterstützungsbedarf im Entlassmanagement durch einen Case Manager aufgezeigt.

Im Kapitel 4 wird aufgezeigt welchen Nutzen das Krankenhaus durch ein gezieltes Case Management hat und wie wichtig das Instrument Case Management in der Versorgung von chronisch Kranken und multimorbiden Menschen ist.

1. Case Management

Definition

„Für die Case Management Society of Amerika (CMSA) ist Case Management ein aus Assessment, Planung, Steuerung und anwaltschaftliche Interessenvertretung bestehender kooperativer Prozess. Durch Kommunikation und Nutzung verfügbarer Ressourcen sollen in diesem Prozess Optionen erweitert und Leistungen erschlossen werden, um den Bedarf

eines Individuums an Gesundheitsversorgung zu befriedigen und dabei kostenwirksame Ergebnisse zu erzielen" (CMSA 2010:8 / Ewers 2019 S. 21 deutschsprachige Übersetzung.)

Case bedeutet Fall und to manage bezeichnet Fähigkeiten wie leiten, steuern, verwalten.

Case Management bedeutet Fallmanagement und bewegt sich auf der Einzelfallebene im Gegensatz zum Care Management. Der Case Manager arbeitet „am Fall", organisiert und koordiniert den Prozess (Wendt 2018, S. 17). In den USA geht die Geschichte des Case Management ins 19.Jahrhundert zurück. Über die Jahre hinweg entwickelte sich das Case Management immer weiter. In den 70 Jahren wurde aufgrund der massiven Ausgabenentwicklung in den USA das Modell Case Management gegründet um, durch die gezielte Koordination der Versorgungsangebote, dem entgegen zu wirken. 1974 wurde offiziell die Bezeichnung des Case Manager in den USA eingeführt (Ewers 2019, S. 24). „Heute gilt das Case Management in den USA und anderen Ländern als ein wichtiges Instrument im Gesundheitssystem (Ewers 2019, S. 27)". Mittlerweile findet das Case Management auch in unserem Gesundheitssystem langsam an Bedeutung.

Das Case Management optimiert und koordiniert einen auf den Nutzer abgestimmten Versorgungsprozess und vernetzt alle Akteure die in der Behandlung des Nutzers involviert sind. Durch die intraprofessionelle Zusammenarbeit wird eine gezielte poststationäre Versorgung für den Nutzer / Angehörigen gewährleistet.

Sozialberufe greifen in ihrer alltäglichen Arbeit in das Leben des Menschen ein. Der Arzt greift in das psychosoziale Verhalten des Menschen ein. Der Pädagoge möchte jungen Menschen aufzeigen was der richtige Weg ist. Der Sozialarbeiter ist im Familienleben involviert. Die Pflegefachkraft ist der Helfer, Zuhörer, Unterstützer und Berater. Alle diese Funktionen kommen in irgendeiner Art und Weise im Case Management vor und im Einzelfall gehören alle Aspekte in die Kompetenz eines Case Manager (Wendt 2018, S. 44).

Im Case Management geht es um den Nutzer, der sich in einem gesundheitlichen Ausnahmezustand befindet und dessen gewohnte Lebenssituation sich gravierend verändert hat. Aufgrund einer akuten Erkrankung, wie zum Beispiel Schlaganfall oder Querschnittslähmung, die ein Selbstpflegedefizit und massive Einschränkung in der Lebensqualität hervorrufen und über die Zeit hin eine zunehmende Pflegebedürftigkeit entwickeln oder durch eine „Verschlechterung" der chronischen Erkrankung. Die Menschen leiden nicht nur körperlich und psychisch, sondern die sozialen Kontakte sind teilweise mehr als eingeschränkt (Kollak/ Schmidt 2019, S. 19-20). Plötzlich müssen sie sich mit Mitarbeitern des Pflegedienstes, des Home Care, mit Sanitätshäusern, Therapeuten, Krankenkassen und Ärzten auseinandersetzen und das meist in verschiedenen Settings und an verschiedenen Orten. Angehörige sind aufgrund des plötzlichen Geschehens oder zunehmender Pflegebedürftigkeit einfach handlungsunfähig und wissen nicht, wie es weiter gehen soll, an wen man sich wenden muss (Kollak/ Schmidt 2019, S. 19-20). Und genau da greift das Case Management mit seinen Kernfunktionen und Aufgaben ein.

David P. Moxley (1989) skizziert sechs Rollen, wo die eigentliche Funktion des Case Manager durch seine Tätigkeit abnimmt und der Nutzer in seinen Fähigkeiten durch Empowerment zunimmt. (Wendt2018, S. 44). Er beschreibt den Case Manager als Implementer, Lehrmeister, Guide, Processor / technischer Assistent, Spezialist und Supporter.

1. Als *Implementer*: Die aktuelle Situation wird überprüft und geleitet den Nutzer aus seiner Krise und Not heraus (Wendt 2018, S44). Hier zeigt der Case Manager nicht nur sein positives und nutzerorientiertes berufliches Selbstverständnis sondern auch seine Methodenkompetenz in seinem Beurteilungsvermögen, seine analytischen Fähigkeiten und Entscheidungsfindung (Löcherbach 2003, S. 203ff).

2. Als *Lehrmeister*, der eher beratend zur Seite steht und dabei hilft Fähigkeiten zu entwickeln und die Selbstpflegekompetenz des Nutzers zu fördern. (Wendt 2008, S. 44).

3. Der *Guide* als die beratende Funktion zur Nutzung von Ressourcen und diverser Dienste die im Verlauf des Versorgungsprozess benötigt werden (Wendt 2018, S. 44).

4. Als *Processor* und technischer Assistent gibt der Case Manager durch seine Sachkompetenz sein Fachwissen an den Nutzer weiter und hilft dem Nutzer, geeignete Hilfen auszuwählen um in der Problemlösung voranzukommen.
(Wendt 2008, S. 44; Löcherbach 2003, 204ff).

5. Die fünfte Rolle ist der *Spezialist*. Er klärt über das Sozialleistungssystem auf, in dem er aufzeigt, welche Leistungen stehen dem Nutzer zu und wo bekommt er diese (Wendt 2018, S. 44).

6. Der *Supporter*: Empowerment- Hilfe zur Selbsthilfe geben (Wendt 2018, S. 44). Das bedeutet, Wissen welches der Nutzer durch die Information erhält und versteht, befähigt Ihn zum verantwortungsvollen Handeln (Dennis 2010, S. 30).

Einerseits beschäftigt sich das Case Management mit den Menschen die einen komplexen Krankheitsverlauf, chronische Erkrankungen haben oder sich in einem multimorbiden Zustand befinden. Andererseits muss der Case Manager sich mit dem komplexen Dienstleistungssystem auseinandersetzen. Das bedeutet, Organisation von Dienstleistungen und Nutzung der Ressourcen. Die Koordination der Nachsorge bei den zuständigen Leistungserbringern und Einrichtungen, sowie die Koordination von Leistungen im Einzelfall, die über die Grenzen des Krankenhauses hinaus gehen. Eine der Kernfunktionen des Case Manager ist das anwaltschaftliche Handeln, wenn zum Beispiel eine nicht auf den Nutzer abgestimmte Dienstleistungen und Versorgung korrigiert werden muss. Desweiteren agiert der Case Manager als Ratgeber und technischer Beistand. Der Nutzer benötigt ein Sozialnetzwerk auf welches er zurückgreifen kann und Ihm Sicherheit vermittelt. So könnte man die sechs Rollen nach Moxley in ihrer Tätigkeit beschreiben (Wendt 2018, S. 45).

„Das Case Management hat eine doppelte Funktion, es schlägt eine Brücke von der Seite institutioneller Sozialleistungen zur Seite der Lebensbewältigung. Dies erfordert eine konkrete Aufgabenstellung, Kooperation und ein koordiniertes Vorgehen. Der Versorgungs- und Unterstützungsvorgang sowie Behandlung betrifft die Lebensführung von Menschen. Die Selbstbestimmung, Selbstständigkeit und das Ziel des Nutzers muss mit dem professionellen Handeln übereinstimmen." (Wendt 2018, S. 45)

1.1 Kriterien für das Case Management Konzept

Es müssen bestimmte Kriterien erfüllt werden für die Aufnahme des Case Management Programms. Diese Kriterien können durch Krankheit „akut oder chronisch", kostenbedingt, durch eine bestimmte Altersgruppe oder durch die Lebenssituation bestimmt sein. Die dargestellten Kriterien können auch kombiniert auftreten (Ewers 2019, S. 70).

- ✓ Spezielle Krankheitsbilder mit komplexer Bedarfslage (DGCC 2015 S. 3).
- ✓ Komplexität der Diagnose (Ewers 2019, S. 70)

- ✓ Chronisch Kranke, multimorbide und pflegebedürftige Menschen (Ewers 2019, S. 70 ff).
- ✓ Mangelnde Selbstpflegekompetenz infolge eines psychischen oder neurologischen Status. Bei der Beteiligung mehrerer Leistungsanbieter, die im Einzelfall aufeinander abgestimmt werden müssen, ist eine Kontinuität in der Versorgung zu gewährleisten (Ewers 2019, S. 71). Oder bei Nichtgreifen der Regelversorgung im besonderen Einzelfall (DGCC 2015, S. 3).
- ✓ Fehlende Ressourcen des Nutzers, die professionelle Hilfe notwendig machen (Subsidiarität) oder ein Versorgungs- und Hilfebedarf poststationär zu erwarten ist. (DGCC 2015, S. 3)
- ✓ Mobilitätseinschränkung oder Behinderung. Menschen die alleine leben und keine Unterstützung durch Angehörige oder Freunde haben. Bei vermehrten stationären Behandlungen in kürzester Zeit oder bei Palliativpatienten (Ewers 2019, S. 71)
- ✓ Einwilligung zum Case Management durch den Nutzer (DGCC 2015 S. 3)

1.2 Grundlagen und Ziele des Case Management

Das Case Management ist ein Handlungskonzept welches auf den Einzelfall (Fallsteuerung) ausgerichtet ist. Das Ziel ist eine Verbesserung der Versorgungssituation durch eine individuelle Fallbegleitung durch geschulte Personen mit Case Management Ausbildung (DGCC 2013, S. 1). Speziell geht es um die Begleitung und Unterstützung von hilfebedürftigen oder behinderten Menschen bei denen eine poststationäre Versorgung abzusehen ist (DGCC 2013, S. 3). Die Prozesssteuerung und die Hilfestellung erfolgt aus einer Hand, somit ist eine kontinuierliche bedarfsgerechte Versorgung für den Nutzer und den Angehörigen gewährleistet. Der Nutzer steht im Versorgungsprozess als gleichwertiger Partner (Partizipant) im Mittelpunkt. Der Versorgungsprozess wird aus der Sicht des Nutzers gestaltet. Das Ziel der Edukation ist die Förderung von Selbstbestimmung und Selbstwirksamkeit. Pflegende Angehörige werden in den Prozess mit einbezogen und erfahren Hilfestellung und Unterstützung (DGCC 2015, S. 2).

Durch das Case Management zeichnen sich Qualitätsanspruch und Qualitätssicherung durch das gezielte Schnittstellenmanagement ab. Das bedeutet eine sektorenübergreifende Kommunikation und Vernetzung sowie Trennung zwischen den Professionen. Das Fallmanagement, die Netzwerkgestaltung und die Überwindung der Sektoren sind sehr wichtig, um effektiv und effizient das Case Management zu gestalten (DGCC 2015 S. 3). Sicherung der Weiterversorgung spezieller Nutzergruppen durch Beteiligung bestimmter Institutionen wie das Palliativ

Netz. Die rechtlichen Grundlagen müssen dem Case Manger bekannt sein. Im Case Management geht es wie schon erwähnt um Menschen mit Behinderungen, die Erhaltung der Selbstständigkeit und der Selbstwirksamkeit hat oberste Priorität. Zum Ausgleich werden Hilfsmittel benötigt, wie ein Rollstuhl, Duschstuhl, Anpassung und Beantragung von körpernahen Prothesen (z.B. Vorfuß oder Unterschenkelprothese), Inkontinenzversorgung wie Material zum Einmalkatheterismus oder eine Orthopädische Schuhversorgung bei einem Diabetiker. Es ist wichtig, den Nutzer /Angehörigen über die rechtlichen Aspekte und Möglichkeiten zu informieren.

Laut dem Sozialgesetzbuch 9. Buch Rehabilitation und Teilhabe behinderter Menschen S. 59 (SGB IX) darf durch Krankheit dem Menschen kein Nachteil entstehen. Sie haben ein Recht auf Teilhabe am gesellschaftlichen Leben und auf Rehabilitation. Eine Behinderung besteht bei einem Grad von 50%, mindestens aber von 30% (SGB IX §2 Abs.2, S. 59). Der Begriff Behinderung in §2 Absatz 1 wird wie folgt definiert, „Eine Behinderung ist, wenn körperliche Funktionen, geistige Fähigkeiten oder die seelische Gesundheit mit hoher Wahrscheinlichkeit länger als sechs Monate besteht und die Teilhabe am Gesellschaftlichen Leben beeinträchtig ist". „Die Leistung zur Teilhabe umfasst die notwendigen Sozialleistungen", um Behinderungen oder Pflegebedürftigkeit abzuwenden, zu lindern oder Verschlimmerung zu verhüten §4. Abs1 SGB IX, S. 59.

Das Case Management hebt sich hervor durch die Multiprofessionalität, Nutzer- und ergebnisorientierter Begleitung. Durch professionelle Verfahrensweise und Anwendung der spezifischen Methoden des Case Management, wird der Nutzer über potentielle Bruch- und Schnittstellen geführt, anwaltschaftlich begleitet, um so die relevanten Dienstleistungen und Hilfen zu erschließen und zu koordinieren (Reibnitz 2015 S. 39).

Der Nutzer muss in seinem Alltag, aufgrund von chronischen Erkrankungen und Begleiterkrankungen wie Wunden, Probleme und Belastungen bewältigen wie z.B. Menschen mit chronischen Wunden. Diese stellen sich nicht in der Wundambulanz vor, weil Sie eine chronische Wunde haben, sondern weil Sie mit ihrer Selbstpflegekompetenz nicht mehr weiter kommen. Die vorrangigen Pflegeprobleme sind Schmerzen und die daraus resultierenden Schlafstörungen, die hohe Exsudation und der Wundgeruch belasten die Patienten zunehmend. Diese Probleme müssen vorrangig behandelt werden, eine Vertrauensbasis muß geschaffen werden um eine gezielte Wunddiagnostik, Versorgung und Kooperation der Akteure zu gewährleisten. Beratung, Schulung und Informationsweitergabe ist eine der wichtigsten Grundlagen (Panfil et al 2010, S. 131ff). Des Öfteren werden Nutzer / Patienten als non Compliant und schwierig bezeichnet. Nutzer/ Patienten missachten ärztliche Anordnungen nicht, weil sie unkooperativ sind oder kognitive Defizite haben, sondern weil hier ein Wissensdefizit besteht. Mit medizinischen Begriffen wie Ulcus, Ödeme, Trauma, Herzinsuffizienz, Chronische venöse Insuffizienz, Mazeration, können Nutzer / Patienten einfach nichts anfangen. Wenn das Verständnis für die Therapie und die Kausalität nicht vorhanden ist und nicht in verständlichen Worten oder Graphiken erklärt wird, wie soll dann ein Nutzer/ Patient verantwortungsvoll handeln (Panfil/Schröder 2010, S. 40ff).

Die Kommunikation sollte unter der Beachtung von Paralinguistik und Körperhaltung in einer wertschätzenden, einfühlsamen und Echtheit vermittelnden Art mit dem Nutzer und Angehörigen erfolgen. (3 Postulate von C. Rodger, Weinberger S. 38ff)

„Im Sozial und Gesundheitswesen sind Ressourcen der Unterstützung und Behandlung vorhanden. Der Case Manager bringt das Bewältigungssystem des Nutzers und das formale Ressourcensystem zusammen" (Wendt 2018, S. 41). Durch die Kommunikation, Kooperation und Vernetzung der Leistungserbringer ist die erforderliche Kostentransparenz und die Wirtschaftliche Erbringung der im Einzelfall notwendigen Dienstleistung sichergestellt (Reibnitz 2015, S. 39).

1.3 Die Kernfunktion des Case Manager

Im Case Management verfolgt man eine bedarfsgerechte Nutzer- und ergebnisorientierte Versorgung. Deskontinuität und Desintegration der Versorgungsabläufe werden somit ausgeschlossen (Ewers/Schaeffer 2005, S. 63). Der Schwerpunkt ist die Entwicklung von Behandlungsplänen, Ablaufoptimierung der Interventionen in spezifischen Nutzergruppen. Koordination und Kooperation sind intern und extern zu sichern, so dass jeder Nutzer seine Rechte auf Leistung erhält. Andererseits, geht es um einen gezielten und wirtschaftlichen Einsatz von Dienstleistungen, durch die Fallpauschalen (DRG) kann das Krankenhaus aufgrund von Fehlleistungen Verluste einbringen (Reibnitz 2015, S. 46). Durch das Case Management wird der Versorgungsprozess optimiert im Sinne des Nutzers und ökonomischer für das Krankenhaus. Durch den Steuerungsprozess der Leistungen im stationären Bereich ist eine gezielte Versorgung durch die Funktionen Advocaty, Gate Keeper und Broker gewährleistet. (Reibnitz 2015, S. 46).

Die Steuerung und das Controlling erfolgt durch drei Kernfunktionen.

1. **Advocaty** - Anwaltschaftliche Funktion,

ist eine Interessenvertretung und Informationsweitergabe an den Nutzer sowie Aufklärung über seine Rechte. „Der Case Manager steht anwaltschaftlich dem Nutzer zur Seite, der in einer momentanen schwierigen Lebenssituation (Krankheit/ Behinderung) nicht in der Lage ist, seine persönlichen Interessen aufgrund von kurz-, mittel oder langfristiger individueller Hilfsbedürftigkeit geltend zu machen" (Ewer/Schaeffer 2005 S. 63). Dem Nutzer wird Zugang zu vorhandenen Versorgungseinrichtungen und zu einer Bedarfs- und bedürfnisgerechten Ausrichtung der vorhandenen Dienst- und Versorgungleistungen verschafft (Ewers/ Schaeffer 2005, S. 63).

Ziel ist „ein individuelles abgestimmtes Servicepaket (package of care). Bei Bedarf setzt sich der Case Manager auch für die Schaffung neuer Angebote ein, diese sind finanziell und strukturell abgestimmt". (Ewers 2019, S. 34)

Dieses darf nicht in ein Abhängigkeitsverhältnis führen, der Case Manager leistet Hilfe-stellung bei der Strategieentwicklung zur Lösung von Problemen. Ziel ist, die Förderung der Selbstbestimmung des Nutzers, damit er sich für seine eigenen Interessen ein setzen kann (Empowerment). Der Advocaty muß nicht nur ein hohes Fallverständnis aufweisen, sondern über genügend Sach- und Systemkompetenz sowie Sozialkompetenz verfügen. Um die vorhandenen Ressourcen nutzen zu können, ist ein umfassendes Wissen über das Versorgung-system eine Grundvoraussetzung. Die Planung muss gezielt durchgesetzt werden, im Vorfeld muß analysiert, geplant, koordiniert und reflektiert werden damit die Versorgung des Nutzer langfristig sicher gestellt wird (Ewers/Schaeffer 2005, S. 65).

2. **Broker** – Vermittler, Makler

Der Broker steht als Vermittler und Koordinator zwischen dem Versorgungssystem und dem Nutzer, dabei ist er unabhängig, objektiv und neutral. „Die Brokerfunktion ist eine Antwort auf die Unübersichtlichkeit und Desintegration moderner, komplexer und hochgradig arbeits-teiliger Sozial- und Gesundheitssysteme" (Ewer/Schaeffer 2005, S. 66). Der Case Manager verschafft sich einen Überblick von sozialen und gesundheitlichen Dienstleistern, die zum Versorgungsplan passen, und koordiniert die Versorgungsangebote effektiv zu einem Ser-vicepaket (package of care). Letztendlich entscheidet der Nutzer, der Case Manager hat eine beratende Funktion (Ewers/Schaeffer 2005, S. 66ff).

3. Gate Keeper – Pförtner

Der Gate Keeper übernimmt im Versorgungs- und Steuerungsprozess eine zentrale Schlüsselrolle ein. Als mittlere Instanz selektiert er Angebotene, medizinische und soziale Leistungen und reflektiert, welche Ressourcen zur Verfügung stehen. Die Versorgung soll vertretbar und effizient gegenüber dem Kostenträger gestaltet werden. Gewährleistet wird dies durch die gezielte Anamnese und Bedarfserhebung. Die festgelegten Ziele werden immer wieder überprüft und bei Bedarf optimiert. (Ewers 2019, S. 35-36).

Die Funktionen werden im Alltag auf verschiedene Art und Weise kombiniert und gewichtet, hinzu kommt das der Case Manager auf verschiedenen Ebenen agiert.

Die Einzelfallebene: Auf dieser Ebene arbeitet und kommuniziert der Case Manager Ressourcenorientiert mit dem Nutzer und seinem sozialen Umfeld. Festlegung der Ziele und Erstellung eines individuellen Versorgungsplan.

Die Organisationsebene verläuft parallel als Zwischenebene. Auf dieser Ebene erfolgt die Koordination unterschiedlicher Organisationsstruktur und Kultur wie Gesellschaft/ Kultur/ Religion/ Kirche/ Selbsthilfegruppen/ Arbeitgeber/ Wohlfahrtsverbände aber auch Einrichtung bezogen.

Die Netzwerkebene ist eine Institutionelle Ebene, hier erfolgt der Netzwerkaufbau für den Nutzer wie Kooperation mit dem Hausarzt, Pflegedienst, Seniorenheim, Home Care, Pflegeberater §7a…. Alle Angebote im Versorgungsgefüge sowie die Organisation des Case Management Programm werden nutzerorientiert ausgerichtet. (DGCC 2018, S. 4)

1.4 Der Aufgabenbereich des Case Management und die Effekte

1.4.1 Der Case Management Regelkreis

Nutzerorientierung und die Partizipation stehen im Fokus.

Identifikation/Intake:

Intake ist der erste Schritt, in dem eine Auswahl von Personen/Nutzer, die vom Case Management profitieren können, getroffen wird. Das sind meist „ältere" Menschen mit chronischen Erkrankungen, Menschen mit besonders komplexen und langfristigem Hilfe- und Unterstützungsbedarf oder akuten Erkrankungen wo ein hoher Versorgungsbedarf poststationär zu erwarten ist. Die Aufnahme in ein Case Management Programm richtet sich nach einigen der zuvor definierten Kriterien Kap.1.1. (Ewers 2019, S. 70).

Im Idealfall erfolgt die Auswahl des Nutzers durch multiprofessionelle Fallbesprechungen, geführt durch Vertreter der beteiligter Berufsgruppen (Pflege, Arzt, Physio- und Enterostoma-therapeuten…) (Ewers 2019, S. 70). Ist der Patient als Nutzer identifiziert, wird er im Case Management Programm aufgenommen. Der Case Manager stellt seine Funktion und Arbeit vor und klärt den Nutzer/ Angehörige über die Vertragsregelung auf. Dazu zählt, die Schwei-gepflicht des Case Manager aufzuheben um eine Kommunikation mit den Leistungsanbietern und Kostenträgern zu ermöglichen. Somit kann eine individuelle Versorgung gestaltet werden. Der Nutzer / Angehörige muss als Antragsteller und Vertragspartner in allen Prozes-sen mit einbezogen werden und hat Mitspracherecht bei den Entscheidungen, die im Laufe des Versorgungsprozess oder in den Fallbesprechungen zu treffen sind. (Kollak/Schmidt 2019, S. 29ff) Der Nutzer hat Rechte, über die er im Verlauf der Beratung informiert werden muss. Es bringt nichts, den Nutzer gleich beim ersten Setting zu überfordern. Stichpunktartig werden die Themen aufgeführt die im Verlauf der Planung angesprochen werden. Dabei wird genügend Zeit und Raum für Fragen gegeben (London 2010, S. 77-78, 101). Im Setting werden die Rahmenbedingungen besprochen und vom Case Manager und Nutzer / Angehöri-ge unterzeichnet.

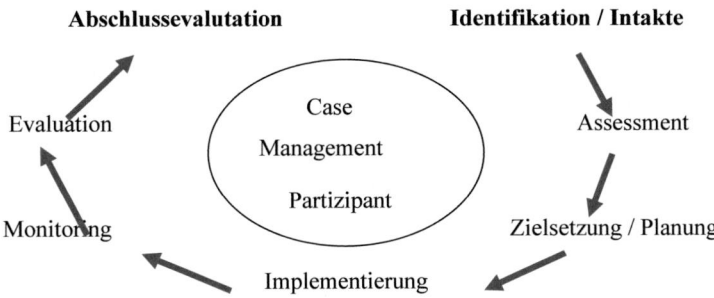

Quelle: Reibnitz in Panfil /Schröder 2010, S. 477 (eigene Darstellung)

Assessment: Ein zentraler Prozess

Das Assessment ist ein zentraler Prozess und setzt eine umfassende Fallbeschreibung und Pflegeanamnese voraus. Dokumentiert wird eine systematische Bedarfs- und Bedürfniserhe-bung, der aktuellen Versorgungssituation und Problemlagen unter der Berücksichtigung der vorhandenen Ressourcen und Potenziale. Die individuellen Versorgungsbedürfnisse und die

Zielsetzung des Nutzers müssen erhoben und konkret formuliert werden (Ewers 2019, S. 72-74). Während der Informationssammlung muss der Case Manager herausfinden, was kann der Nutzer selbst zur Verbesserung seiner Situation beitragen. Dabei nimmt die Motivation des Nutzers zur Eigeninitiative einen hohen Stellenwert ein (London2010, S. 100).

Zur Ermittlung des Hilfebedarfs können durch einige Erhebungsinstrumente (Assessmentbögen* siehe Anlage) die psychische, der funktionale und der psychosoziale Status in Hinblick auf die Selbstpflegekompetenz, der bestehenden Selbstpflegedefizite und die Einschränkung der Lebensqualität des Nutzers erhoben werden (Ewers 2019, S. 73). Das Ziel des Assessment ist, sich ein möglichst komplettes Bild vom Nutzer und seiner aktuellen Situation zu verschaffen und unter Einbeziehung von Diagnose und Prognose die vorhandenen Ressourcen zu identifizieren. Im Assessment werden alle Daten und Personen erfasst, die eine Nutzer- und ergebnisorientierte Versorgung gewährleisten. (Ewers 2019, S. 73)

Zielsetzung und Planung

Ziele müssen realistisch, konkret formuliert und definiert werden, so dass alle Beteiligten verstehen was gemeint ist. Die formulierten Ziele müssen überprüfbar sein. Nach der Zielvereinbarung kann der Bedarfs- und Hilfeplan mit dem Nutzer erstellt werden. (Wendt 2018, S. 153). Die Dienstleister die zur Zielerreichung benötigt werden, müssen schriftlich erfasst werden. Je nach Situation ist es nötig, eine Fallbesprechung mit allen relevanten internen und externen Leistungserbringern in Anwesenheit des Nutzers zu führen. Die zu Verfügung stehenden Menschen im sozialen Netzwerk des Nutzers sollten bei den Besprechungen mit eingebunden werden. In der Planung ist es wichtig, alle Akteure zu benennen, die bei den vereinbarten Hilfe- und Unterstützungsmaßnahmen involviert sind. Der Versorgungsplan wird zur Wahrung der Kontinuität, bei jeglicher Veränderung der Situation angepasst und ist von allen Akteuren (auch bei Transfer auf eine andere Fachabteilung) einsehbar (Ewers 2019, S. 74).

Der Angehörige wird unterstützt, beraten und erhält eine Anleitung in der Pflege. Auf Wunsch des Angehörigen erfolgt eine Kontaktaufnahme mit der Familiären Pflege und die Planung eines speziellen Pflegekursus (Reibnitz 2010, S. 479).

Implementierung

Mit der Einverständniserklärung und den darin festgehaltenen Zielen und Maßnahmen beginnt die Implementierung des Versorgungs- und Hilfeplan. Die Koordination, und die sektorenübergreifende Kooperation sind hierbei von fundamentaler Bedeutung. Zur Abstimmung der Versorgung und Sicherung der Kostenübernahme erfolgt eine frühzeitige Kontaktaufnahme zu den Kostenträgern und Leistungserbringern. Der Hausarzt und die externen Nachsorger müssen über den Versorgungsbedarf informiert werden, desweiteren müssen Heil- und Hilfsmittel organisiert werden (Ewers 2019, S. 79).

Monitoring (Qualitätsüberprüfung)

Das Monitoring umfasst die Überprüfung, die Revision und Vereinbarung sowie die Berichterstattung im Prozess des Case Management. Dabei steht die Zusammenarbeit der beteiligten Dienste, die Beziehung zwischen Nutzer und Dienstleister, die Qualität der Dienstleister sowie die Zufriedenheit des Nutzers im Vordergrund. Überprüft werden die erbrachten Leistungen in Bezug auf die Umsetzbarkeit, Termine/ Planungssicherheit und die zielgerechte Ausrichtung (Ewers 2019, S. 80).

Re – Assessment

Das Re- Assessment beinhaltet die wiederholte Erfassung der Gesamtsituation in dem das Erreichen der gesteckten Ziele geprüft und notwendige Anpassungen im Versorgungs- und Hilfeplan getroffen wurden. In jeglicher Form der Veränderung der aufgestellten Pläne vertritt der Case Manager den Nutzer anwaltschaftlich und nimmt Kontakt zu den Leistungsanbieter auf (Ewers/Schaeffer 2005, S. 78).

Evaluation

Im Rahmen der Evaluation, wird der Prozessverlauf kontinuierlich ausgewertet. Hierbei wird geprüft, wie effektiv und zielgerichtet das Case Management ist und war. Jeder Kooperationspartner der Versorgungsleistungen erbracht hat, wird auf seine Effizienz geprüft. Dabei steht die Steigerung der Lebensqualität, Förderung der Selbstpflegekompetenz und Selbstständigkeit im Fokus. Die Entwicklung des Gesamtzustandes aus medizinischer, pflegerischer und psychosozialer Sicht, kann an Hand einer lückenlosen Dokumentation, welche alle Kooperationspartner, geplanten Absprachen und schon umgesetzte Versorgungsschritte beinhaltet, evaluiert werden. (Ewers 2019, S. 81)

Abschlussevalutation

„Wird der Nutzer aus dem Wirkungskreis des Case Management entlassen oder er verstirbt wird eine Abschlussevaluation durchgeführt. Alle erbrachten Leistungen werden vor dem Hintergrund der Ausgangssituation und gemessen an den erreichten Versorgungergebnissen in der Gesamtübersicht bewertet. Letztendlich sichert diese Evaluation die Qualität des Case Management Prozesses" (Ewers 2019 S. 81).

Zur Aufrechterhaltung der Qualität und Verbesserung des Case Management Prozesse kann sich der Case Manager vom Nutzer ein Feedback einholen, nach der Entlassung. Dazu wird gezielt nach Umsetzung der geplanten Versorgung und eventuell aufgetretener Abweichungen gefragt. Haben sich Abweichungen vom ursprünglichen Versorgungsplan ergeben und zu mangelnder Leistungserbringung und Unzufriedenheit des Nutzers geführt

werden die betroffenen Leistungserbringer kontaktiert, die Problematik erörtert, umso zukünftige Störungen des Versorgungsprozesses zu vermeiden. Das Case Management lebt von einer systematischen Auswertung, entstandener Fehler und deren Korrektur sowie dem Erreichen der Ziele (Reibnitz S. 90).

1.4.2 Effekte des Case Management

Das Fallmanagement erhöht die langfristige Versorgungsqualität aufgrund einer verbesserten Nutzerorientierung. Es können dadurch erneute Einweisungen vermieden werden, eine Steigerung der Fallzahlen erzielt und die Erlöse verbessert werden.

Durch die gezielte Informationsweitergabe, Beratung und Schulung steigt die Adhärenz des Nutzers, die Selbstpflegekompetenz wird gefördert und die Ängste können genommen werden. Eine erhöhte Nutzerzufriedenheit wird erzielt durch die Ansprechbarkeit des Case Manager und die Zusammenarbeit im Team. Der Nutzer fühlt sich verstanden und gut auf-gehoben. Das Ergebnis der Patientenedukation verdeutlicht dem Nutzer wie viel „eigene" Ressourcen zu Verfügung stehen die er nutzen kann. Das wiederum fördert das Selbstbe-wusstsein und die Selbstwirksamkeit. Weitere positive Effekte ergeben sich aus dem Sicher-heit bietenden Netzwerk und der Vermeidung von Fehlversorgungen mit unnötigen Kosten. (Reibnitz 2010, S. 484)

2. Entlassmanagement

Was versteht man unter den Begriff Entlassmanagement?

Das Entlassmanagement beginnt 24 h nach Aufnahme des Nutzers (DGCC 2013 S. 6). Die Pflegefachkraft identifiziert durch ihre pflegerische Fachexpertise einen erhöhten poststationären Versorgungsbedarf (DNQP 2019, S. 25). Diese Information wird umgehend an den Case Manager weitergeben. Ist diese Funktion im Krankenhaus nicht verfügbar, geht die Informationsweitergabe an den Sozialdienst Diese beiden Funktionen ergänzen sich und arbeiten in Kooperation zusammen (DGCC 2013 S. 2).

Nach der Fallbesprechung wird ein multiprofessionelles Team (Pflegefachkraft, Arzt, Sozialdienst, Case Manager, Physiotherapeut, Enterostomatherapeut...) welches vom Case Manager koordiniert wird, gebildet. Es erfolgt die Identifizierung des Versorgungs- und Unterstützungsbedarf und der vorhandenen Ressourcen. Darauf aufbauend, wird mit dem Nutzer ein Versorgungsplan erstellt und das Netzwerk auf seine Bedürfnisse hin gestaltet (DNQP 2019 S. 25ff) Dieser Plan berücksichtigt die persönlichen, familiären, sozialen und finanziellen Begebenheiten, in Bezug auf die Versorgung, den vorhandenen Beeinträchtigungen und der Krankheit. Die Selbstpflegekompetenz wird in Bezug auf die einschätzende, produktive Tätigkeit, grundlegende Disposition und Fähigkeiten durch die Beratung, Schulung und Anleitung im Verlauf gefördert (Dennis 2001 S. 43 / Panfil, Schröder 2010 S. 31ff). Wichtig ist, dass alle die an der Behandlung des Nutzers beteiligt sind, ihre Verantwortung spezifisch wahrnehmen, das Ziel des Nutzers kennen, alle die gleiche Information haben und somit eine zielgerichtete Versorgung innerhalb des Behandlungsprozess und an den Schnittstellen zu gewährleisten. Die Kontrolle der Behandlung und Therapieentwicklungen sowie das Entlassmanagement bleiben in der Verantwortung des behandelnden Arztes (DGCC 2013 S. 2).

In der Dokumentation müssen alle bisherigen Schritte der Versorgungsplanung fest gehalten werden. Die schriftliche Planung muss nachvollziehbar und von allen Akteuren einsehbar sein, so dass bei einem internen sowie externen Transfer die Kontinuität der Weiterversorgung sicher gestellt ist. Durch das gezielte Entlassmanagement ist eine nahtlose, sektorenübergreifende Versorgung poststationär für den Nutzer und Angehörige gewährleistet. (Ewers 2019 S. 74)

3.1 Was sagt der Expertenstandard?

Entlassungsmanagement in der Pflege,

„Jeder Patient/in mit erwartbaren poststationären Versorgungsproblemen und einem daraus resultierenden Pflege- und Unterstützungsbedarf erhält ein individuelles Entlassungsmanagement zur Sicherung einer kontinuierlichen bedarfsgerechten Versorgung. (DNQP 2019, S. 28) Siehe Anhang.

„Begründung: Die Entlassung aus einem Krankenhaus, aber auch Übergänge in das und innerhalb des Krankenhauses, bergen die Gefahr von Versorgungsbrüchen, die zu unnötiger Belastung von Patient/innen und ihren Angehörigen sowie zu hohe Folgekosten führen können. Mit einer frühzeitigen, systematischen Einschätzung, Beratungs-, Schulung- und Koordinationsleistungen und deren Evaluation trägt die Pflegefachkraft dazu bei, eine bedarfsgerechte poststationäre Versorgung, auch durch Gestaltung interner Übergänge, im nachfolgenden Setting sicherzustellen und den Patient/innen bei der Bewältigung seiner veränderten Lebenssituation zu unterstützen." (DNQP 2019, S. 28)

Die Pflegefachkraft muss über genügend Fachwissen und Kompetenz verfügen um Patienten mit einem zu erwartenden poststationären Versorgungs- und Unterstützungsbedarf rechtzeitig zu identifizieren. Kompensation von Selbstpflegedefizit und Versorgungsdefizit durch entsprechendes kriteriengeleitete Einschätzung und gezieltes Handeln (DNQP 2019 S.28). Hier zeigen sich deutlich Übereinstimmungen mit den Elementen des Case Management. Im Expertenstandard S.29 werden ebenfalls Kriterien benannte die wichtig für ein gezieltes Entlassmanagement sind. Diese Kriterien sind fast Identisch mit den Aufnahmekriterien des Care und Case Management (DGCC 2018, S.3).

3.2 Rahmenbedingungen des § 39 Abs. 1a Sozialgesetzbuch V

§11 SGB V Abs.4 aus dem Jahr 2007 ist nicht aufgehoben und hat weiter Bestand.

Das GKV Versorgungsstärkungsgesetz ist für eine Stärkung der Versorgung in der gesetzlichen Krankenversicherung und hat das Ziel den Patienten auf hohem Niveau eine erreichbare medizinische Versorgung zu sichern. Neue Projekteförderung ,die neue Wege in der Versorgung bereiten. Das Gesetz trat am 23. Juli 2015 in seinen wesentlichen Teilen in Kraft (Bundesgesundheitsministerium 2017)

Mit dem GKV-Versorgungsstärkungsgesetz (GKV-VSG 2015) wurde das Entlassmanagement umfassend reformiert. Da sich die Vertragsparteien nicht einigen konnten entschied das Bundesschiedsamt am 13. Oktober 2016 über den Rahmenvertrag. Seit dem 01.10.2017 gelten die Rahmenverträge zum Entlassmanagement (pwk, Albert, Dieckmann 2017)

Im Rahmenvertrag Entlassungsmanagement nach §39Abs.1a, S.9 Sozialgesetzbuch V (SGB V) wurde in der Änderungsvereinbarung vom 12.12.2018 zwischen dem GKV-Spitzenverband als Spitzenverband Bund der Krankenkassen und Pflegekassen Berlin, der Kassenärztliche Bundesvereinigung, Berlin und der Deutschen Krankenhausgesellschaft folgendes niedergeschrieben (Rahmenvertrag kbv 2018). Die wesentlichen Aspekte wurden aufgeführt. Durch die Gesetzgebung müssen sich die Organisation und die Strukturen im Krankenhausbetrieb erheblich umstellen. (pwk, Albert, Dieckmann 2017)

„**Ziel** des Rahmenvertrages ist die bedarfsgerechte kontinuierliche Versorgung der Patienten im Anschluss an die Krankenhausbehandlung zu gewährleisten. Eine strukturierte und sichere Weitergabe versorgungsrelevanter Information. Der Patient steht in der Behandlung im Mittelpunkt und es erfolgt eine Patientenindividuelle, Ressourcen- und Teilhabeorientierte in enger Abstimmung mit dem Patienten und dessen Vertreter/Betreuer dem individuellen Hilfe- und Unterstützungsbedarf des Patienten Rechnung. Der Grundsatz ambulant vor stationär." (Rahmenvertrag kbv 2018)

Paragraph § 3 Entlassungsmanagement im Krankenhaus

Abs. 1 Das Krankenhaus stellt ein standardisiertes Entlassmanagement in multidisziplinärer Zusammenarbeit sicher und etabliert schriftlich, für alle Beteiligten transparente Standards (für die Pflege: Expertenstandart Entlassungsmanagement für die Pflege). Eine Multidisziplinäre Zusammenarbeit mit allen involvierten Berufsgruppen muss verbindlich geregelt sein. Das Krankenhaus informiert über ihr Entlassmanagement in ihrem Internetauftritt. (Rahmenvertrag kbv, 2018)

Protokollnotiz: „GKV- Spitzenverband und KBV setzen sich dafür ein, dass Informationen über die Standards des Entlassmanagement durch den G-BA in die Regelungen zum Qualitätsbericht der Krankenhäuser (Qb-R) und damit in die strukturierten Qualitätsberichte aufgenommen werden". (Rahmenvertrag kbv, 2018)

Abs. 2 Unter Verantwortung des behandelnden Arztes wird eine systematische Einschätzung des Unterstützungsbedarfs erhoben bereits zu Beginn der Behandlung, um einen nahtlosen Übergang in die nachfolgende Einrichtung durch einen Entlassplan sicher zustellen. Patienten mit komplexem Versorgungsbedarf durch neu aufgetretenen Ein-schränkungen der Mobilität und Selbstversorgung sollte ein umfassendes Entlass- management mit differenzierten Assessment durchgeführt werden. (Rahmenvertrag kbv, 2018)

Abs. 3 und 4 wurden zusammengefasst. Bei einem voraussichtlichen Versorgungsbedarf werden die nötigen Maßnahmen sofort eingeleitet um die Kontinuität zu gewährleisten. Erstellung eines Entlassplans, dieser muss von allen einsehbar sein. Kooperation und Informationsaustausch aller am Entlassmanagement beteiligten Berufgruppen. Frühzeitige Kontaktaufnahme mit externen Leistungserbringern. (Rahmenvertrag kbv, 2018)

Abs. 5 Bei notwendiger Unterstützung des Entlassmanagement durch die Krankenkasse sind die notwendigen Informationen und Vorliegen der Einwilligung des Patienten, Anlage 1b umgehend durch das Krankenhaus elektronisch an die Krankenkasse zu übermitteln. Bei relevanten Veränderungen wird der Entlassplan angepasst und ebenfalls zeitnah an die Krankenkasse übermittelt. Der Patient hat ein Widerrufrecht, nimmt er davon Gebrauch, muss das der Krankenkasse umgehend elektronisch mitgeteilt werden." (Rahmenvertrag kbv 2018)

Abs. 6 Das Krankenhaus nimmt frühzeitigen Kontakt zu der Krankenkasse oder der Pflege-kasse bei genehmigungspflichtigen Leistungen oder Antrag auf Pflegebedürftigkeit auf, sowie Einbeziehung des Pflegeberaters §7a Sozialgesetzbuch XI. Beispiele hierfür sind die: Häusliche Krankenpflege, Haushaltshilfe, außer klinische Intensivversorgung, Rehabilitation, Hilfs-mittelversorgung, Kurzzeitpflege. Die Krankenkasse / Pflegekasse leitet umgehend das Antragsverfahren / Genehmigungsverfahren ein und nimmt die Beratungspflicht gegenüber des Versicherten wahr. (Rahmenvertrag kbv 2018)

Abs. 7 Am Tag der Entlassung erhält der Patient einen Entlassungsbrief oder vorläufigen Entlassungsbrief gemäß §9 des Rahmenvertrags und einen aktuellen Medikamentenplan. Die externen Leistungsanbieter müssen rechtzeitig über den Entlasstermin in Kenntnis gesetzt werden. " Zusätzlich ist es verpflichtend eine Rufnummer des Ansprechpartners für Entlass-management bei Rückfragen der weiterbehandelnden Leistungserbringer anzugeben. (Mo.-Fr. 9.00-19.00h, Sa + So 10.00h-14.00h)". (Rahmenvertrag kbv, 2018)

Abs. 8 "Bei Feststellung der Arbeitsunfähigkeit sind im Rahmen des Entlassmanagement Leistung nach §92 Abs.1 S.2 Nr.6 SGB V zu verordnen. Aufklärung des Patienten über die Inanspruchnahme der verordneten Leistung". (Rahmenvertrag kbv 2018)

§4 Veranlasste Leistung nach §92 Abs. 1 S.2 Nr 6 SGB V

Abs. 1 Hier wurde auf das Verordnungsrecht eingegangen und zwar über die vertragsärztliche Versorgung nach §73 Abs.9 und 10 SGB V

Abs. 2 "Die verordneten Leistungen unterliegen dem Wirtschaftlichkeitsgebot §12 SGB V. Für dessen Überprüfung gilt §113 Abs.4 SGB V".

Abs. 3 und 4 wurden zusammengefasst. Krankenhausärzte mit Facharztausbildung dürfen im Rahmen des Entlassmanagement für den Zeitraum von 7 Tagen eine Arbeitsunfähigkeitsbescheinigung ausstellen, Verordnung von Arzneimitteln (kleinste Packungseinheit) Verband- Heil- Hilfsmittel rezeptieren. Das gilt ebenfalls für die Bescheinigung häuslicher Krankenpflege, Kurzzeitpflege, Behandlungspflege, Haushaltshilfe und Soziotherapie. Facharzttermine sind durch den behandelnden Arzt zu organisieren, so dass eine nahtlose Weiterversorgung erfolgen kann. Die Verordnung muss vollständig und korrekt ausgefüllt werden.

Abs. 5 "Die Mitgabe von Arzneimittel ist unter bestimmten Voraussetzungen möglich in Hinblick auf die Wirtschaftlichkeit, Erforderlichkeit, vor Feiertagen und am Wochenende". Betäubungsmittel wie Morphin dürfen nicht aus dem Krankenhausbestand mitgegeben werden. (Rahmenvertrag kbv.2018)

§6 Vordruck (siehe Anlage)

Abs. 1 Vordrucke für die Verordnung und Rezepte (Medikamente, Hilfsmittel, Häusliche Krankenpflege, Arbeitsunfähigkeit) müssen mit der Kennzeichnung Entlassmanagement verwendet werden. Ausstellung am Entlassungstag mit Ausnahme von Hilfsmittel, die müssen im Krankenhaus schon angepasst werden. (Rahmenvertrag kbv. 2018)

Abs. 4 Bei der Verordnung müssen die Arztnummer sowie Betriebsstättennummer auf den Entlassformularen und Rezepten angegeben werden zur Nachvollziehbarkeit der Verordnung. (Rahmenvertrag kbv 2018)

Abs. 5 Krankenhausarztnummer und Facharztgruppe wird ab 01.01.2020 erkennbar sein, bis dahin wird eine Pseudonummer verwendet. (Rahmenvertrag kbv 2018)

§7 Information und Beratung der Patienten

Bei Aufnahme erfolgt eine Aufklärung über das Entlassmanagement, Datenschutz und die Zustimmung der elektronischen Weitervermittlung von Befunden, der Entlassplanung an die externen Leistungsanbieter. Die Einwilligungserklärung wird bei Aufnahme vom Patienten unterschrieben, gleichzeitig wird er über das Widerspruchsrecht aufgeklärt.

Der behandelnde Arzt ist verpflichtet den Patienten über das Krankheitsbild, Therapie, Anschlussversorgungen und seiner aktuellen Medikation (Medikamentenplan) auf zu klären. Bei erforderlichen Leistungen erfolgt eine Antragsstellung durch den Arzt. (Rahmenvertrag kbv 2018)

§8 Kommunikation der Leistungserbringer der Anschlussversorgung

Sektorenübergreifende Kommunikation, Informationsweitergabe an das Krankenhaus über die Vorbehandlung durch den Hausarzt. Kommunikation mit den weiterbehandelnden Ärzten. (Rahmenvertrag kbv.2018)

§9 Dokumentation

Dokumentationspflicht an die weiterbehandelten Ärzte : Grund der Einweisung, Haupt .-und Nebendiagnose, Infektion durch Multiresistente Erreger, Entlassbefunde, Epikrise (Therapie-Diagnostik inkl. Prozedur), aktuelle Medikation mit Dosierungsangaben- Therapiedauer, Begründung der Veränderung sowie bekannte Arzneiunverträglichkeiten, versorgungsrelevanter Information wie Unterstützung durch den Pflegedienst.

(Rahmenvertrag kbv.2018)

§10 Unterstützung durch die Krankenkasse und Pflegekasse

Aufgabe der Krankenkasse ist es, gemeinsam mit dem Krankenhaus frühzeitig die erforderlichen Versorgungen zu organisieren und die notwendigen Leistungserbringer zu kontaktieren und für eine zeitgerechte Umsetzung zu sorgen.

Unterstützung beim Entlassmanagement durch hinzuziehen des Pflegeberaters §7a. Genehmigungspflichtige Leistungen müssen nach getroffener Entscheidung durch die Krankenkasse das Krankenhaus zeitnah informieren. (Rahmenvertrag kbv.2018)

§11 Verträge auf Landesebene müssen dem Sinn und Zweck des Rahmenvertrages entsprechen. (Rahmenvertrag kbv.2018)

§12 Inkrafttreten zum 01.10.2017, kündbar ganz oder teilweise mit einer Frist von 1 Jahr.

(Rahmenvertrag kbv.2018)

Die Verantwortung für die Umsetzung wurde leider allgemein gehalten. Der Rahmenvertrag erstreckt sich über 13 Seiten und wird dem Anhang beigefügt.

3. Case Management im Krankenhaus

Diese Aufgaben können durch das Case Management im Rahmen des Entlassmanagement im Krankenhaus übernommen werden?

Im Beratungsgespräch wird dem Nutzer oder dem Angehörigen die Funktion des Case Manager erklärt. Das Case Management kann nur erfolgreich sein, wenn der Nutzer einwilligt. Wenn Vereinbarungen nicht eingehalten werden, hat der Case Manager das Recht die Fallsteuerung zu beenden. (Kollak, Schmidt 2019 S. 9)

Im Focus steht zum einen, eine Nutzerorientierter und nachhaltiger Versorgungsplan, der effektiv und wirtschaftlich gestaltet wird sowie die Netzwerkgestaltung. Netzwerkaufbau bedeutet, ein Gefüge aus informellen und formellen Helfern sowie geeignete Organisationen und Leistungserbringer, die gemeinsam mit dem Case Manager und Nutzer den Versorgungsplan zielorientiert gestalten und die unterschiedlichen Versorgungsleistungen effektiv und effizient verknüpfen. Das bestehende Netzwerk des Nutzers muss dem Case Manager bekannt sein um es gemeinsam auszubauen und zu festigen (Kollak, Schmidt 2019, S. 7ff). Dazu dient die ausführliche Informationssammlung und Identifizierung des Versorgungs- und Unterstützungsbedarf. Es muss geklärt werden, was für Probleme bestehen und was für ein konkretes Ziel und Bedürfnisse hat der Nutzer.

Zur Erhebung und Einschätzung der Lebensqualität, Selbstpflege und Pflegebedürftigkeit werden Assessmentbögen eingesetzt. Im Vordergrund steht immer die Selbstständigkeit des Nutzers die gewahrt und gefördert werden muss. (Ewers 2019, S. 72/73)

Im Beratungsprozess ist es wichtig, dem Nutzer anhand seines individuellen Lebensstils für gesundheitsfördernde und gesundheitserhaltende Möglichkeiten zu sensibilisieren. Hintergrundinformationen über die Therapie und Wirkungsweise der Maßnahmen geben. Therapieunterstützende Maßnahmen vermitteln. „Ein Mensch der verstanden hat, dass er selber etwas für seine Gesundheit beitragen kann wird es eher umsetzen, als wenn man Ihm bestimmte Dinge oder Verhalten vorschreibt" (Fröse 2018, S. 15).

Die Pflege Charta hat einen verständlichen Rechtskatalog mit acht Kernthemen erarbeitet, für Hilfe- und pflegebedürftige Menschen und deren Angehörige. Dieser Rechtskatalog kann als Instrument bei der Beratung dienen und als Informationsmaterial ausgehändigt werden. Das Ziel der Charta ist „die Rolle und die Rechtsstellung Hilfe- und pflegebedürftiger Menschen zu stärken. (Pflege-Charta 2018)

Der pflegende Angehörige muß in die Beratung mit eingebunden werden. Sie leisten eine aufopferungsvolle Pflege, selbst dann, wenn Sie nicht mehr in der Lage sind die Pflege alleine zu bewältigen. Es Ihnen schwer fällt, Aufgaben abzugeben oder gewohnte Abläufe zu verändern. Hier muss behutsam, einfühlsam und in wertschätzender Form beraten werden, um heraus zu filtern, welche Entlastungsform nimmt der Angehörige an, wie viel Zeit steht für die „eigene Person" überhaupt noch zu Verfügung und wo können unterstützende Maßnahmen helfen. Wichtig ist, zuhören, Ängste nehmen und Unterstützung anbieten! Sie müssen sich in Ihren Sorgen und Problemen verstanden fühlen. (Fröse 2018, S. 126).

Es gibt individuelle Pflegekurse die ganz konkret Hilfe, Schulung und Anleitungen anbieten (Fröse 2018, S. 126). Weitere Unterstützung bietet der Pflegeberater nach §7a SGB XI oder die Pflegestützpunkte §7c SGB XI im häuslichen Bereich an. Die Inanspruchnahme von einem Pflegeberater oder Pflegestützpunkten muss ausführlich erklärt werden. Wichtig ist, dass im stationären Bereich eine Antragstellung auf Pflegebedürftigkeit oder einen Antrag auf eine höhere Einstufung bei Verschlechterung gestellt wird. Hier kann der Case Manager schon Kontakt mit der Pflegekasse und dem Pflegeberater aufnehmen.

Je nach Pflegebedürftigkeit und Behinderung muss über mögliche Betreuungs- und Versorgungsmöglichkeiten aufklärt werden. Es besteht die Möglichkeit der Kurzzeit-Verhinderungs- und Tagespflege, Essen auf Rädern, Betreutes wohnen, Hilfestellung durch den Pflegedienst, Hausnotrufsystem, Pflegebett und Haushaltshilfe.

Die Kurzzeitpflege kann als Überbrückung zwischen Krankenhaus und Reha dienen, ein anderer Grund wäre die Pflege ist im häuslichen Bereich noch zu aufwendig durch Einschränkung der Mobilität und Selbstständigkeit. Die Kurzzeitpflege kann ebenfalls in Anspruch genommen werden, wenn der Angehörige in den Urlaub möchte. Die Pflegeversicherung übernimmt 1.612 Euro bis zu 8 Wochen für die Leistung (Fröse 2018, S. 110).

Die Verhinderungspflege (Ersatzpflege) kann in Anspruch genommen werden, wenn der Angehörige aufgrund Krankheit oder Kur die Pflege nicht ausführen kann. Auch hier übernimmt die Pflegeversicherung jährlich 1.612 Euro bzw. zu 42 Tage. Es besteht die Möglichkeit die Kurzzeitpflege mit der Verhinderungspflege zu kombinieren, diese Leistung wird bis zu 3224 Euro von der Pflegeversicherung übernommen (Fröse 2018, S. 110 ff).

Die Tagespflege ist eine teilstationäre Versorgungsform. Der Nutzer wird morgens durch einen Fahrer abgeholt. Die Betreuungszeiten belaufen sich von ca.8.30-16.45h je nach Einrichtung (Fröse2018, S. 132). Die Tagespflege stellt die Versorgung im Alltag sicher und bedeutet für den pflegenden Angehörigen eine große Entlastung in seinem Alltag. Für den Demenzerkrankten bedeutet das, Teilhabe am Gesellschaftlichen Leben und das Bewusstsein wird gefördert, ich bin nicht alleine mit meiner Krankheit. Desweiteren können Therapiemöglichkeiten in der Tagespflege wahrgenommen werden. Diese Leistungen können ab dem Pflegegrad 2 in Anspruch genommen werden. Zur Unterstützung der Inanspruchnahme von Kurzzeit- Verhinderungs- und Tagespflege erhält der Pflegebedürftige mit Pflegegrad 1, 125 Euro als Entlastungsgeld. (Ammann et al 2019, S. 38)

Das betreute Wohnen hat das Ziel die Selbstständigkeit und die Entscheidungsfähigkeit zu erhalten. Das ist gewährleistet, wenn ein Pflegedienst zusätzlich hinzugezogen wird. In den meisten" betreuten Wohnen" ist einmal die Woche ein Sozialarbeiter vor Ort und stellt sich den Fragen der Mieter. Damit wäre eine stationäre Versorgung überflüssig. Diese Form richtet sich nicht nur an Senioren, sondern auch an psychisch, körperlich und geistig behinderten Menschen, die auch in Wohngemeinschaften vermittelt werden können (Fröse 2018, S. 148).

Wird der Nutzer zuhause gepflegt, steht dem Antragsteller Pflegegeld ab Pflegegrad 2 zu. Es gibt die Möglichkeit der Pflegesachleistung wo der Pflegedienst die hauptsächliche oder komplette Leistung erbringt und das Pflegekasse erhält oder die Kombinationsleistungen wo der Pflegende Angehörige die hauptsächliche Pflege übernimmt und ein Pflegedienst hinzugezogen wird um zum Beispiel den Nutzer 2x die Woche zu duschen. Die Leistung des Pflegedienstes wird prozentual vom Pflegegeld abgerechnet. Das Entlastungsgeld von 125 Euro steht allen Pflegebedürftigen ab Grad 1 zu, so dass auch hier Leistung vom Pflegedienst bezahlt werden können. (Ammann et al 2019, S. 38/39)

Die Wohnfeldanpassende Maßnahmen dienen dem Nutzer zur Vermeidung des Sturzrisikos, Erhaltung der Selbstständigkeit und zur Förderung der Lebensqualität. Für den pflegenden Angehörigen kann diese Maßnahme eine erhebliche Erleichterung bei der Durchführung der täglichen Pflege bedeuten. Die Finanzierung wird ab Pflegegrad 1 von der Pflegeversicherung mit 4000 Euro bezuschusst. (Fröse 2018, S. 135)

Gerade bei älteren Menschen bietet das Hausnotrufsystem zusätzliche Sicherheit, vor allem wenn er/sie alleine leben. Zur Erhaltung der Selbstständigkeit werden Hilfsmittel für den Alltag benötigt, die dem Nutzer Sicherheit bieten. Diese müssen ebenfalls während des stationären Aufenthaltes beim Kostenträger beantragt werden. Auch hier ist es sinnvoll den zuständigen Pflegeberater zu informieren.

Der pflegende Angehörige hat ein Anspruch auf " Kurzzeitige Arbeitsverhinderung von bis zu 10 Arbeitstagen, um in einer akuten Pflegesituation eine bedarfsgerechte Pflege zu organisieren oder eine pflegerische Versorgung in dieser Zeit sicherzustellen, es muss hier ein Pflegegrad 1 vorliegen. Die Lohnersatzleistung dient zur Verhinderung von Einkommensverlusten, wenn sich um den pflegebedürftigen Angehörigen gekümmert werden muss." Die Antragstellung erfolgt bei der Pflegekasse oder dem Versicherungsunternehmen des pflegebedürftigen nahen Angehörigen". Die Pflegezeit (Freistellung von 6 Monaten) kann in Anspruch genommen werden, wenn bei dem pflegenden Pflegegrad 1 besteht und im häuslichen Bereich versorgt wird. Um Einkommensverluste in dieser Zeit zu mindern kann ein Zinsloses Darlehen beantragt werden." (Pflege-Charta 2010)

Es gibt einen Rechtsanspruch und Kündigungsschutz für den pflegenden Angehörigen.

(Pflege Charta 2010). Informationsmaterial und Kontaktadressen aushändigen.

Bei pflegerelevanten Problemen erfolgt eine Schulung und gezielte Beratung. Die Mitarbeiter der Familiären Pflege werden während des stationären Aufenthaltes schon vorgestellt, die im häuslichen Bereich 14. Tage poststationär den pflegenden Angehörigen weiter schulen und anleiten können. Es ist sehr wichtig, dass der Nutzer und die Angehörige im Vorfeld die Leistungserbringer kennenlernen, die im häuslichen Bereich unterstützend und beratend zur Seite stehen um Vertrauen auf zubauen (Reibnitz 2010, S. 479). Nach der Beratung und Zustimmung des Nutzers, wird gemeinsam die Planung und Umsetzung des Versorgungsplans nach dem Regelkreislauf umgesetzt.

Ein Multiprofessionelles Team wird gebildet und vom Case Manager koordiniert. Die Kontaktaufnahme mit den Leistungserbringern wird frühzeitig hergestellt um die Finanzierung der beantragten Leistungen zu sichern. Ein individuelles Netzwerk, das auf die Bedürfnisse des Nutzers abgestimmt ist, wird erstellt. Es erfolgt eine schriftliche und eine telefonische Überleitung an den Hausarzt und an die externen Leistungserbringer/Nachsorger zur Informationsweitergabe. Die Überleitung und Gespräche beinhalten den aktuellen Gesundheitszustand, den Pflegebedarf, welche Maßnahmen und Hilfsmittel wurden beantragt und den geplanten Entlassungstermin. Die Koordination poststationäre Termine wie Rehabilitationsantritt, poststationäre Wundversorgung, Logopäden, Physiotherapeuten sind zu vereinbaren in Absprache mit dem behandelnden Arzt. (Reibnitz 2015, S. 77ff)

Die Palliativ Pflege oder die Verlegung in einem Hospiz ist immer noch ein sehr schwieriges und sensibles Thema. Der Nutzer und die Familie brauchen in dieser Phase zusätzlich professionelle Hilfe einer Psychoonkologischen Betreuung und müssen behutsam auf diesen Schritt vorbereitet werden (DHPV e.V, 2009). Auch hier ist es sehr wichtig, dass der Nutzer schon im stationären Bereich das Team der Palliativpflege kennenlernt, um Vertrauen aufzubauen. "Der Angehörige hat einen Rechtsanspruch, in den letzten Lebensphase eines nahen Angehörigen drei Monate lang die Arbeitszeit zu reduzieren oder ganz auszusetzen, auch wenn der Angehörige im Hospiz liegt (Pflege- Charta 2010). Die Pflegeberatung sollte informiert werden, um Kontakt mit den Angehörigen und Palliativ Dienst aufzunehmen.

Der Case Manager bedient unterschiedliche Rollen und Aufgabenprofile. Es wird nicht nur die klinische, therapeutische und edukativen Fähigkeit benötigt, sondern Sozial-kompetenz, Kommunikation und Interaktionskompetenz, organisatorische Fähigkeit sowie System und Strukturkenntnisse. (Ewers 2005, S. 79)

4. Diskussion

Ist Case Management im Entlassmanagement ein wichtiges Instrument und welchen Nutzen hat das Krankenhaus?

Das Fallmanagement bedeutet für und mit dem Nutzer einen individuellen Versorgungsplan zu erstellen mit allen notwendigen präventiv-kurativ-pflegerisch und rehabilitative Sozialleistungen der Durchführung zu veranlassen (Birkner, Matusiewicz 2019, S. 108). Der Case Management Prozess bietet verschiedene Möglichkeiten, um auf komplexe Versorgungssituationen zu reagieren und ist zielgerichtet auf ein Bedürfnis.- und Bedarfsgerechten organisierten Versorgungsplan aufgebaut. Vom Case Management profitiert nicht nur die Zielgruppe, sondern auch die Pflegefachkräfte, Ärzte, Sozialdienst. Aufgrund des täglichen hohen Arbeitsaufwandes durch immer mehr pflegebedürftigen Menschen bei einer immer dünneren Personaldecke bleibt für den jeweiligen Patienten nur eine begrenzte Zeit. Der Expertenstandard Entlassungsmanagement in der Pflege spiegelt im Grunde die Aufgaben des Case Management wieder. Was verdeutlicht das die Pflegefachkraft diesen Prozess im stationären Alltag nicht bewältigen kann. Und das zeigt wie wichtig die Funktion und das Handlungskonzept des Case Management ist. Die Aufklärung, Beratung, Planung des poststationären Versorgungsverlauf und Netzwerkaufbau ist einer der Kernaufgaben des Case Manager und nimmt je nach Einzelfall viel Zeit im Anspruch. Durch das Gespräch mit dem Nutzer lassen sich die Probleme und Sorgen erst heraus kristallisieren. Die Selbstpflegekompetenz und Selbstpflegedefizit kann beleuchtet werden und mit dem Pflegeteam werden Strategien entwickelt zur Förderung der Kompetenz. Die Selbstständigkeit, mag sie auch eingeschränkt sein, muß erhalten und gefördert werden. Ein weiterer wesentlicher Bestandteil ist die Sektorenübergreifende Organisation und Kommunikation mit den externen Leistungserbringer und Kostenträger. Die Versorgung muss gezielt und ökonomisch vertretbar sein.

Die Effekte der Schnittstellenoptimierung

Durch den Wegfall von Schnittstellenproblemen erhöht sich die Steigerung der Prozess- und Behandlungsqualität das bedeutet, kurze Wege für den Nutzer und Mitarbeiter, um an eine gezielte Information zu erlangen. Eine klare Abgrenzung der Aufgaben und Verantwortlichkeit, führt zur einer Steigerung der Handlungsflexibilität. Förderung der Teambildung und Motivation, durch die Einbindung der Mitarbeiter in die Prozessverantwortung und Entscheidungskompetenz. Risikominimierung durch Nutzerorientiertes und Mitarbeiterorientiertes arbeiten. Die Dienstleistungstransparenz erfolgt durch die Förderung der Kooperation zwischen Krankenhaus, niedergelassenen Ärzten und Kostenträger (Schröder/Panfil, S.484)

Die Frage, in wie fern das Case Management das Entlassmanagement weiter unterstützen kann und welchen Nutzen ein Krankenhaus aus der Arbeit eines Case Manager ziehen kann, sollte eigentlich hiermit beantwortet sein, aber das Resultat des Synergieeffekt der sektorenübergreifenden Kommunikation muss hervorgehoben werden. Durch Absprache sind bei Zuweisungen die notwendigen Patientendaten und Vorbefunde verfügbar, so werden Doppeluntersuchungen vermeiden. Durch die gezielte Überleitung die den gesamten Betreuungsverlauf wie Beratungsinhalte, Assessmentbögen, angeforderte Hilfsmittel, Wundverlauf durch den Pflegetherapeuten Wunde, Stoma- oder Portversorgung durch den Enterostomatherapeuten, Pflegeüberleitungsbogen durch das Pflegeteam, den Arztbericht mit aktuellen Medikamentenplan wiederspiegelt, können die externen Leistungsanbieter die Therapie, Pflege und Behandlungspläne ohne Versorgungslücken weiterführen.

Welchen Nutzen das Krankenhaus vom Case Management erzielt, wird hier nochmal verdeutlicht.

Mitarbeiterzufriedenheit aufgrund der Entlastung durch den Case Manager. Die komplexen Aufgaben können durch den Case Manager effizienter und effektiver bearbeitet werden. Durch die Bildung eines interdisziplinären Teams zeigen sich ebenfalls Synergieeffekte unter den verschiedenen Berufsgruppen durch die Interaktion und Kommunikation.

Eine Kürzere Verweildauer und somit die Senkung von Fehlbelegung. Vermeidung des Drehtüreffektes durch die optimale Versorgungskontinuität über den stationären Aufenthalt hinaus. Die Qualitätssicherung und Prozessoptimierung wird erreicht durch eine gezielte Behandlung. Vermeidung von unnötigen Ausgaben und doppelten Leistungen. Die Wirksamkeit und Wirtschaftlichkeit der Versorgung wird erhöht. (Ewers 2019, S. 87)

Eine nachvollziehbare MDK sichere Dokumentation durch konsequente Fallbeschreibung

(Identifizierung-Assessment-Planung-Umsetzung-Evaluation) ist Erlösrelevant. Patientenzufriedenheit durch, Erhöhung der Lebensqualität, ein verbessertes Gesundheitsverhalten und Selbstmanagement. Ein Marketing Effekt durch hohe Transparenz nach außen und positiver Patientenbewertung. Verbesserung der Unternehmenskultur durch die Zusammenarbeit mit den verschiedenen Leistungserbringern.

Case Management ist ein wichtiges Instrument bei der Begleitung von chronisch Kranken, pflegebedürftigen und multimorbiden Menschen, wo poststationär ein Versorgungsbedarf zu erwarten ist, um eine nachhaltige Versorgung zu gewährleisten.

Fazit

Die Recherchen für diese Hausarbeit hat mir nochmals verdeutlicht wie wichtig die Funktion des Case Manager ist. Das Unverständnis, warum das Case Management in Deutschland immer noch so wenig Anerkennung findet und nicht in allen Krankenhäusern etabliert wird, hat für mich zugenommen. In der Literatur spricht man von annähern oder gewinnt zunehmend an Bedeutung?! Wie in der Einleitung schon erwähnt, wird durch Gesetzesinitiative (DRG Fallpauschalensystem, §39 Abs. 1a Entlassmanagement, §140 Integrierte Versorgung, §20 Prävention, §135 Qualitätssicherung, §137f Disease Management (DMP) Sozialgesetzbuch V, §7a Pflegeberater Sozialgesetzbuch XI) in erster Linie versucht die unzureichende Effektivität und Effizienz des deutschen Gesundheitssystem entgegenzuwirken. Die Sicherung der Versorgung, die wirtschaftlichen und sozialrechtlichen Aspekte sowie die Sektoren-übergreifenden Probleme an den Schnittstellen zwischen ambulante und stationäre Versorgung sollen überwunden werden. Der Case Manager verfügt über Organisations- und sozial Kompetenz, Sach.- und Systemkompetenz und zeigt ein berufliches Selbstverständnis mit hoher Verantwortung, Komplexität in der Aufgabenstellung und Flexibilität. Ein großer Fortschritt wäre in unserem Gesundheitssystem nicht nur die Gesetzgebung explizit umzusetzen, sondern den Menschen darüber auch zu informieren, den Expertenstandart Entlassungsmanagement in der Pflege mehr Beachtung zu schenken und die Leitlinien der Deutschen Gesellschaft für Care und Case Management zu manifestieren. Desweiteren besitzt die Pflegefachkraft das pflegerische Selbstverständnis durch die Krankenpflegeausbildung. Mit einer Zusatzqualifikation Case Management wäre diese Stelle des Case Manager optimal besetzt. Der Regelkreislauf Case Management ähnelt den systematischen Ablauf des Pflegeprozesses wieder. Durch die Fachexpertise kann der relevante Pflegebedarf schneller und fundierter identifiziert werden. Ein Sozialarbeiter ohne medizinisches und pflegerisches Hintergrundwissen kann das so nicht gewährleisten und da spreche ich aus eigener Erfahrung. Diese Funktionen können sich eher im Management ergänzen und unterstützen. Ich arbeite in einem zertifizierten Wundzentrum als Pflegetherapeutin Wunde und Enterostomatherapeutin und versorge Menschen mit chronischen Wunden auf der Grundlage von chronischen Grunderkrankungen. Die Versorgung und Behandlung sind teilweise gekennzeichnet durch mangelhafte Fehlversorgung, fehlende Wunddiagnostik, Unterversorgung und vor allem wurde der Mensch auf seine Wunde reduziert. Die Patienten sind über ihre Erkrankung und über die Entstehung der Wunde mangelhaft aufgeklärt und kennen nicht den Zusammenhang. Die psychischen Faktoren und Ängste wurden außer Acht gelassen. Eine adäquate Patienten-eduketion verbunden mit einer gezielten Wunddiagnostik, ausführlichen Wund und Patien-tenanamnese, Phasengerechte Versorgung und Netzwerkaufbau würde dem Patienten sehr viel Leid, Schmerzen und Kosten ersparen.

Der Patient zieht einen großen Nutzen durch die Bildung eines interdisziplinären Teams welches durch den Case Manager koordiniert wird. Alle Akteure die in der Behandlung involviert sind, haben die gleiche Information. Alle kennen das Ziel und die Wichtigkeit der Zusammenarbeit, denn das ist der Baustein der integrierten Versorgung. Die Prozessabläufe sind gestaltet und finanziell kalkuliert, zielgerichtet effektiv, Versorgungs-lücken oder Brüche können ausgeschlossen werden.

In unserem Gesundheitssystem müsste die integrierte Versorgung einen Hauptbestandteil neben der Gesundheitsförderung und Prävention einnehmen und fest in allen Gesundheitsein-richtungen implementiert werden und darf keine „kann" Option sein. Gründe dafür, die Wechselseitigen Abschottungen der Sektoren die immer noch besteht. Ein adäquates zielge-richtetes Schnittstellenmanagement würde endlich die bestehenden Versorgungbrüche ver-meiden. Das erspart dem Menschen viel Leid und dem Gesundheitssystem unnötige Kosten.

An erster Stelle steht bei den Krankenhausträgern die Kundenbindung, effiziente Versorgung und Konkurrenzfähigkeit.

Aber die Konkurrenzfähigkeit zeigt sich durch Erhöhung der Kooperationsbereitschaft, Verbesserung der Qualität und Humanität, Verbesserung der Kommunikation und Informati-on, Erhöhung der Wirtschaftlichkeit, Synergieeffekt und Überwindung der Sektoralisierung und der Mitarbeiterzufriedenheit aus.

Es wird endlich Zeit das die Pflege wieder an Wertschätzung und Dominanz gewinnt.

Literatur

Albert A., Diekmann D. (2017): Entlassmanagement und Case Management im Krankenhaus. [-www.dokument-] https://www.pwc.de/de/gesundheitswissen-und-pharma/ entlassmanagement-und-case-management-im krankenhaus.html gesehen 21.07.2019

Ammann, A., Bodda, D., Matzick, S. (2019): Einführung in die Pflegeberatung nach §7a SGB XI. 5. Studientext des Weiterbildenden Fernstudiengang Case Management und Pflegeberater nach §7a SGB XI. Universität Bielefeld, Fakultät für Gesundheitswissenschaften

Assessment in der Geriatrie-KC Geriatrie, MDK Kompetenz Centrum Link Geriatrisches Screening im Bereich Selbstversorgung, Mobilität, Kognition, Emotion, Ernährung, Instrumentelle Aktivitäten, soziale Situation [-www.dokument-] https://kcgeriatrie.de › Assessments_in_der_Geriatrie › Seiten eingesehen 31.09.2019

Birkner, B., Matusiewicz, D. (2019): Steuerung des Leistungsgeschehens im Gesundheitswesen. 2. Studientext des Weiterbildenden Fernstudiengang Case Management und Pflegeberater nach §7a SGB XI. Universität Bielefeld Fakultät für Gesundheitswissenschaften

Brandenburg, H. (2009): Assessmentinstrumente für den Pflegebedarf und die Pflegebedürftigkeit. In Bartholomeyczik, S. (Hrsg.) / Halek, M (2009): Assessmentinstrumente in der Pflege, Hannover: Verlag Schlütersche Verlagsgesellschaft mbH &Co.KG 2.Aktualisierte Auflage, S. 27, 37

Bundesministerium (2017): GKV-Versorgungsstärkungsgesetz /BMG [www.dokument] https://www.bundesministerium.de/service/begriff-vona-z/g/gkv-versorgungsstärkungsgesetz.html 24.10.2017 gesehen 21.07.2019

Bundesministerium (2018): Rahmenvertrag über ein Entlassungsmanagement beim Übergang in die Versorgung nach Krankenhausbehandlung nach §39 Abs.1a S.9 SGBV. In der 2. Änderungsvereinbarung vom 12.12.2018. [-www.dokument-] https://www.kbv.de>media>Rahmenvertrag_Entlassmanagement, PDF eingesehen am 21.07.2019

Dekubitus Skalen - Wissensnetzwerk ... (2002) Universität Herdecke

(Modifizierte Norton Skala adaptiert aus Bienstein et al.,1997, Braden Skala adaptiert aus Bienstein et al.: 1997) [-www.dokument-] www.evidence.de › leitlinien-intern › Dekubitus_Leitlinie_Evidence_d › D... eingesehen 31.09.2019

Dennis, C.M. (2001): Dorothea Orem Selbstpflege- und Selbstpflegedefizit – Theorie, Bern: Verlag Hans Huber, Kap. 3.1 S. 43

Deutsche Gesellschaft für Care und Case Management e.V. (Hrsg.), (2015): Case Management Leitlinien, Heidelberg: Verlag Medhochzwei Verlag

Deutsche Gesellschaft für Care und Case Management e.V. (Hrsg.) (2013): Positionspapier der Fachgruppe Gesundheit und Pflege zum Case Management im Krankenhaus, Verlag Mainz, S. 2, S. 3, S. 6

Deutsches Netzwerk für Qualität in der Pflege (Hrsg.), (2019): Expertenstandard Entlassungsmanagement in der Pflege, 2 Aktualisierung, Osnabrück

Deutscher Hospiz- und PalliativVerband e.V (DHPV), (2009): Psychosoziale Begleitung: Nähe, Zuwendung, Unterstützung. [-www.dokument-] https://www.dhpv.de/themen-palliativ_psychosoziale-begleitung.html, eingesehen am 04.10.2019

Ewers, M. (2005): Das anglo-amerikanische Case Management: Konzeptionelle und methodischen Grundlagen. In Ewers, M. / Schaeffer, D. (Hrsg.): Case Management in Theorie und Praxis. Bern: Verlag Hans Huber

Ewers, M. (2019): Case Management & Pflegeberatung 4. Studientext des Weiter-bildenden Fernstudiengang Case Management und Pflegeberater nach §7a SGB XI Universität Bielefeld, Fakultät für Gesundheitswissenschaften

Filzmayer, Axel Dr. med. (2014): Mini Mental-Status-Test (Praxis in München) [-www.dokument-] www.dr-filzmayer.de>wo-contect>upload>2014/01>Mini-Mental-St pdf eingesehen 31.08.2019

Fröse, S. (2018): Was Sie über Pflegeberatung wissen sollten, 3. aktualisierte Auflage, Hannover: Schlütersche Verlagsgesellschaft

GKV Spitzenverband (2019): Entlassmanagement Rahmenvertrag. [-www.dokument-] https://www.gkv-spitzenverband.de/krankenversicherung/krankenhaeuser/ entlassmanagement/entlassmanagement.jsp eingesehen am 21.07.2019

Kassenärztliche Bundesvereinigung (2019): Entlassmanagement: Wie geht es nach dem Krankenhaus- oder Reha-Aufenthalt weiter. [-www.dokument-] www.kbv.de/html/entlassungsmanagement.php, PDF, eingesehen am 30.07.2019

Kollak, I., Schmidt, S. (2019): Instrumente des Care und Case Management Prozesses, 2. Auflage, Berlin: Verlag Springer GmbH

Kollak, I., Schmidt, S. (2019): Fallübungen Care und Case Management, 2.Auflage, Berlin: Verlag Springer GmbH

London, F. (2010): Informieren, Schulen, Beraten Praxishandbuch zur pflegebezogenen Patientenedukation, 2. Auflage, Bern: Verlag Huber

Löcherbach, P. (2003): Qualifizierung im Bereich Case Management- Deutsch… [-www.dokument-] https://www.dgcc.de>upload> 2013/02>intern_2003_loeba_2_auf von P. Löcherbach, PDF eingesehen 03.08.2019

Nussbaumer, G. (2015): Case Management und prozessorientierte Pflege. In Reibnitz, Ch. (Hrsg.): Case Management praktisch und effizient. 2. Auflage, Berlin: Verlag Springer

Nutritional Risk Screening (NRS 2002) Subjective Global Assessment (SGA) [-www.dokument-] www.nutricia-med.de/screening Downloadservice eingesehen am 04.10.2010

Marburger, H. (2016): Sozial Gesetzbuch 9 - SGB XI, Soziale Pflegeversicherung, 8. aktualisierte Auflage, Regensburg: Walhalla Fachverlag

Marburger, H. (2013): Sozial Gesetzbuch 11 – SGB IX, Rehabilitation und Teilhabe behinderte Menschen, 10 Aktualisierte Auflage, Regensburg: Walhalla Fachverlag teil 1 Rehabilitationsrecht

Marburger, H. (2016): Sozial Gesetzbuch 5 - SGB V, Gesetzliche Krankenversicherung, 12. aktualisierte Auflage, Regensburg: Walhalla Fachverlag

Panfil, Eva Maria (2010): Die Selbstpflegedefizit-Theorie. In: Panfil, E., Schröder, G. (Hrsg.): Pflege von Menschen mit chronischen Wunden, 2. Auflage, Bern: Verlag Hans Huber

Panfil, Eva Maria, Uschok, Andreas, Osterbrink, Brigitte (2010): Leben und Alltag von Menschen mit einer chronischen Wunde. In: Panfil, E., Schröder, G. (Hrsg.): Pflege von Menschen mit chronischen Wunden, 2. Auflage, Bern: Verlag Hans Huber

Panfil, E.M. / Ewers, M. (2003): Wittener Aktivitätenkatalog der Selbstpflege bei venös bedingten offenen Beinen (WAS-VOB). [-www.dokument-] https://www.dnqp.de/ fileadmin/HSOS/...von.../ChronWu_Akt_WAS-VOB.pdf eingesehen 13.09.2019

Panfil, Schmidt, Deufert, Karl, Körner, Behrens, Mayer (2005): Frankfurter Aktivitätenkatalog der Selbstpflege- Prävention Diabetisches Fußsyndrom (FAS-PräDiFuß). [-www.dokument-] http://www.dnqp.de/fileadmin/.../ChronWu-Akt_Instr_FAS-PraeDiFuss.pdf eingesehen 13.09.2019

Pflege Charta der rechte hilfe- und pflegebedürftiger Menschen (2018): Bundesministerium für Familien, Senioren, Frauen und Jugend [-www.dokument-] http://www-bmfsfj.de> blob>charta-der-rechte-hilfe-und pflegebeduerfti... pdf eingesehen am 12.09.2019

Pflege Charta, Wege zur Pflege (2006): Bessere Vereinbarkeit von Familie, Pflege und Beruf. [-www.dokument-] https://www.wege-zur-pflege.de/familienpflegezeit.html eingesehen 12.09.2019

Reibnitz, Ch. ,Schümmelfeder, F., Hampel-Kalthoff, C., Baierlein, J., Schwegel, Ph., Da-Cruz, P. (2015) : Methoden der Umsetzung von Case Management . In Reibnitz, Ch. (Hrsg.): Case Management praktisch und effizient. 2. Auflage, Berlin: Verlag Springer

Reibnitz, Ch. (2010): Case Management. In Panfil, E / Schröder, G. (Hrsg.): Pflege von Menschen mit chronischen Wunden. Bern: Verlag Hans Huber

Schaeffer, D., Ewers, M. (2006): Integrierte Versorgung nach deutschem Muster. Pflege & Gesellschaft 11(3)

Weinberger, S. (2011): Klientenzentrierte Gesprächsführung, 13. Auflage, Weinheim und München: Verlag Juventa

Wendt, R. (2018) Case Management im Sozial- und Gesundheitswesen,7. Auflage, Freiburg: Lambertus Verlag

Wound-Qol Fragebogen zur Lebensqualität...- DNQP (2014) [-www.dokument-] www.dnqp.de>Expertenstandrad>ChroWu_Akt_Wound Qol. pdf gesehen 31.09.2019

Würzburger Wundscore; Assessmentinstrumente zur Erfassung der Lebensqualität [-www.dokument-] eingesehen am 31.09.2019 www.orgamed-dortmund.de>files>fachbeitraege>Lebensqualität_Protz

Anhang

1. **Übersicht Expertenstandard** Entlassungsmanagement in der Pflege, 2 Aktualisierung 2019, Deutsches Netzwerk für Qualität in der Pflege

2. Assessmentinstrumente die für das Case Management bei Antragstellung mit relevant sind.

⇨ Messung der Selbstpflegekompetenz

- Frankfurter Aktivitätenkatalog

- Neuropathie Symptom Score

- Wittener Aktivitätenkatalog

⇨ Erfassung der Lebensqualität und Einschränkungen

- Würzburger Wundscore

- Wound Qol

- Schmerzerhebung

⇨ Erfassung Dekubitus Risiko / Braden Skala

⇨ Erfassung von Mangelernährung

⇨ Geriatrische Assessment Instrument –Mini Mental Assessment

Erfassung der Sozialen Situation

Assessment zur Bestimmung der Sozialen Situation, Personen und Umweltbezogener

Kontextfaktor

⇨ Neurologisches Assessment – Bartels Index

⇨ Erfassung des Pflegebedarfs und Pflegebedürftigkeit

Zu den jeweiligen Punkten wurden Assessmentbögen beigelegt zur Ansicht

3. **Rahmenvertrag über ein Entlassungsmanagement** beim Übergang in die Versorgung nach Krankenhausaufenthalt nach §39 Abs1a S.9 SGB V in der Fassung der
   2. Aktualisierung von 12.12.2018

4. **Pflege Charta Rückmeldung,** die Veröffentlichung Pflege Charta „Bessere Vereinbarkeit von Familien, Pflege und Beruf „wurde erstmals 2006 veröffentlicht. Siehe E-
   Mail-Fr. Friedel. Natürlich gab es in den Jahren Überarbeitungen die jedoch von der
   Pflege Charta nicht explizit festgehalten wurde. Auf telefonische Nachfrage habe ich
   diese E-Mail enthalten.

Assessmentinstrumente dienen ergänzend zur Informationssammlung und pflege-relevanter
Probleme.

Hier werden verschiedene Assessmentinstrumente vorstellen die zur Informations-sammlung dienen und sehr hilfreich sind bei der Patientenedukation.

Die Auswertung erfolgt je nach Bogen durch eine Punktevergabe.

Assessmentinstrumente im Bereich der Wundversorgung:

Messung zur Selbstpflege

WAS VOB: Der Wittener Aktivitätenkatalog bei Ulcus cruris venosum (venös bedingte offene Beine). Diese Patientengruppe sollte bestimmte Maßnahmen durchführen damit die Wundheilung gefördert wird und die Entstehung neuer Wunden (Rezidiv) vermieden werden.

Inhalt:

Allgemeine Fragen zur Kompression / Fragen zur Kompression mit Binden oder Kompressionsstrümpfe / Maßnahmen zur Bewegung / Umgang mit Wärme / Fragen zum Umgang mit einer Venenüberlastung / Maßnahmen zur Verhinderung von Hautdefekten, Rezidivprophylaxe/ Wundheilung.

Hier geht es um operative Selbstpflegefähigkeiten und Defizite von Patienten zu identifizieren.

Frankfurter Aktivitätenkatalog (FAS-PRÄDIFuß)

Der Fragebogen beschreibt die alltägliche Kontrolle und Selbstpflegetätigkeit von Patienten mit Diabetes zur Prävention eines Diabetischen Fußulcus. Dient der Identifizierung von Defiziten in der Selbstpflege.

- Selbstkontrolle der Füße - Inanspruchnahme von professioneller Fußpflege
- Selbstkontrolle von Schuhen und Strümpfen

Neuropathie Symptom Score

Diagnosekriterien für die sensomotorische Neuropathie. Neuropathie oder Polyneuropathie ist eine Erkrankung der peripheren Nerven. „Verzuckerung der Nerven aufgrund langanhaltender Blutzuckerwert über einen langen Zeitraum. Die Sensibilität, Vibrationsempfinden, Temperaturempfinden und Schmerzempfinden ist entweder verzögert oder komplett ausgeschaltet. Hier besteht eine große Verletzungsgefahr für die Füße. Der Betroffenen muss durch die Schulung sensibilisiert werden täglich seine Füße zu kontrollieren.

Fragebogen zur Selbsteinschätzung der Lebensqualität:

Würzburger Wundscore (WWS) bei arteriellen/ venösen und diabetischen Anti-pathischen Ulceration

Fragestellung ist spezifisch auf die Wunde gerichtet und den Alltag gerichtet.

Schmerzen im Bereich der Wunde und Wundversorgung Emotionen (Aussehen der Wunde, Geruch und Exsudat) / Schlafstörung aufgrund der Wunde.

Finanzielle Situation / Tägl. Aktivität - Soziale Isolation – Mobilitätsprobleme / Urlaub

Gefühl von Kranksein - Behindert sein / Psychisches Stimmung/ Heilungsüberzeugung - Angst vor Amputation / Lebenserwartung/ Mobilitätshilfen / Zeit für die Wundversorgung

Wound Quol Einschätzung der Lebensqualität bei chronischen Wunden der letzten 7 Tage.

Dieser Bogen wurde auf der Grundlage des WSS, Freiburger Fragebogen und dem Cardiff Wound Impact Schedule (CWIS, Price2004) entwickelt. Mit der Fragestellung, welche Belastungen im Alltag durch die Wunde entsteht?

Wundbezogene Fragen wie Schmerzen, Wundgeruch, Schlafstörungen.

Schmerzerhebungsbogen für Menschen mit chronischen Wunden. Erfassung des Schmerz-erlebens und bisherige stattgefundene Schmerztherapie. Eigene Erstellung für das Wundzentrum ICW St.Josef Hospital Bad Driburg

Risikoeinschätzung:

Dekubitus Risiko Skala: Braden Skala / Norton Skala Dient der Pflege als unterstützendes Instrument, die Risikofaktoren dürfen nicht isoliert betrachtet werden, das Gesamtbild des Betroffenen ist entscheidend. Der Allgemeinzustand des Patienten und die Erkrankung, Ein-schränkungen und Stimmungen müssen betrachtet werden. Die Einschränkung der Mobilität können durch Sensibilitätsstörungen (PNP, pAVK, Apoplex – Hemiparese, Querschnittssyn-drom, Fußheberschwäche), Kontinenzprobleme, Anwendung von Harnableitungen einherge-hen. Umso komplexer die Gesundheitsprobleme sind, desto größer ist der Unterstützungsbe-darf in der Selbstpflege.

Mini Nutritional Assessment: Instrument zur Erfassung des Risikos einer Mangelernährung im stationären Bereich.

Unzureichende Nährstoffaufnahme und Flüssigkeitszufuhr kann zu erheblichen Problemen führen, vor allem bei älteren Menschen.

Neurologisches Assessment

Erhebung der Einschränkungen durch einen Schlaganfall oder durch Pflegebedürftigkeit bei Verschlechterung der Grunderkrankung (zum Beispiel bei onkologischen Erkrankungen

- Barthel Index: Überprüfung der Selbstständigkeit im Bereich der Motorik und kognitive Fähigkeiten: Aufgaben des täglichen Lebens; Waschen, Anziehen, Essen, Mobilität, Blasen-Darmkontrolle, psychosozialer Bereich wie Kommunikation und Orientierung. Der erweiterter Barthel- Index dient der Messung des Unterstützungsbedarf zur Bewältigung komplexer Alltagsanforderung.

  Der Frührehabilitations- Barthel- ist für schwer betroffene Patienten entwickelt worden und enthält ebenfalls pflegerische Aspekte (Beatmungspflicht, Beaufsichtigungspflicht). Der Bartel Index ist ein gängiges Instrument im Krankenhaus.

- Assessment Soziale Situation, Personen und Umweltbezogener Kontextfaktor: Angaben zu sozialen Kontakten, Unterstützung, Aktivität, Wohnsituation, wirtschaftliche Verhältnisse (ab 17 Punkten besteht hier dringender Anlass die Sozialsituation zu klären)

Geriatrische (Neurologische) Assessment:

- Mini Mental Status Test: wird bei der Demenzdiagnose eingesetzt, dient als Hilfsmittel zur groben Einschätzung der kognitiven Fähigkeiten.

- Erhebungsbogen Geriatrisches Screening: Erfasst die medizinischen Daten, körperliches, psychische und soziales Befinden, die Aktivitäten des täglichen Lebens (Barthel Index), ökonomischer Status und Wohnverhältnisse.

- Reisberger Skala zum Assessment der Alzheimer- Demenz, Geriatrische Depression Skala

Assessmentinstrumente zur Erfassung des Pflegebedarfs und Pflegebedürftigkeit:

Resident Assessment Instrument (RAI) wurde für die Langzeitpflege konzipiert. Erfassung der Bedürfnisse, Ressourcen, und Potenziale hilfebedürftiger alter Menschen. Erfassung von Verhaltensweisen, Emotionen, Klinische Behandlung, Kognitive Einschränkungen, Ausscheidung, Inkontinenz, Infektionskontrolle, Psyche, Psychopharmaka Lebensqualität und Hautzustand (Hardenacke 2009, S. 27, 37)